Dr Pierre JOBARD

Des Voies d'accès

sur

les Voies spermatiques

profondes

LYON
IMP. RÉUNIES

A LA MÉMOIRE DE MON PÈRE

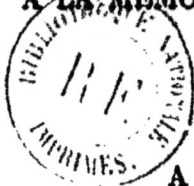

A MA MÈRE

A MON ONCLE Louis MAY

Chef des Services administratifs de l'Enseignement à la Préfecture
de la Seine

Chevalier de la Légion d'honneur

*Faible témoignage de notre gratitude pour
l'intérêt affectueux qu'il n'a cessé de
nous témoigner.*

MEIS ET AMICIS

A mon Président de Thèse :

M. LE PROFESSEUR ROCHET

Chirurgien des Hôpitaux

A MONSIEUR LE PROFESSEUR AGRÉGÉ VILLARD

Chirurgien des Hôpitaux

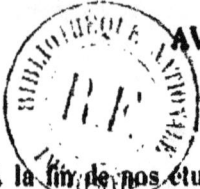

AVANT-PROPOS

A la fin de nos études médicales, nous sommes heureux d'offrir publiquement à notre mère, l'expression de notre profonde et entière gratitude pour tous les sacrifices qu'elle s'est imposés pour nous. Dans le cours de ces études, à certaines heures difficiles, où le courage fait défaut, son affectueux soutien ne nous a jamais manqué : nous nous en souviendrons toujours.

Nous sommes très reconnaissant à M. le professeur Rochet, d'avoir bien voulu nous faire l'honneur d'accepter la présidence de cette thèse.

Nous devons à M. le professeur agrégé Villard, des remerciments très particuliers pour l'obligeance qu'il a eue en nous indiquant le sujet de ce travail et en nous fournissant avec bienveillance les moyens de le mener à bien.

Nous tenons à dire ici, à M. le docteur Vignard, chirurgien des hôpitaux, combien nous avons été touché de sa sollicitude constante. Qu'il soit assuré de notre respectueux dévoûment.

Enfin, M. Thévenet, interne des hôpitaux, a bien voulu favoriser nos recherches : en le remerciant, nous l'assurons de notre meilleur souvenir.

CHAPITRE PREMIER

INTRODUCTION

Dans cette étude, nous n'avons en vue que les procédés opératoires qui ont pour but l'extirpation des voies séminales, et en particulier les voies séminales profondes. Il nous suffira de dire que cette opération semble à l'heure actuelle justifiée, étant donnée l'existence indéniable de la tuberculose génitale primitive. Dès lors, cette existence, une fois admise, les chirurgiens devaient être tentés d'enlever un foyer d'infection toujours menaçant pour l'organisme, d'autant plus que les lésions tuberculeuses des conduits séminifères entraînaient la suppression de ces organes, au point de vue de la reproduction. Nous aurions pu faire précéder notre étude d'une étude d'ensemble sur la tuberculose génitale chez l'homme, étudier sa fréquence, le mode de répartition des lésions et leur évolution. Cette étude nous aurait entraîné beaucoup trop loin. Elle nous aurait amené à discuter les médications opérations, dans la tuberculose génitale, et surtout à envisager la valeur de ces opérations au point de vue résultat éloigné.

Nous avons donc eu une préoccupation beaucoup plus

modeste : nous nous sommes contenté de passer en revue les différents procédés opératoires employés jusqu'ici, en insistant particulièrement sur la technique de MM. Baudet et Kendirdjy, pour la méthode périnéale, et de M. Villard, pour la méthode inguino-abdominale.

Nous rapportons à la suite de notre travail six observations inédites, dues à l'obligeance de M. Villard.

CHAPITRE II

VOIE BASSE

Les différents procédés opératoires peuvent se diviser, ainsi que l'ont fait Baudet et Kendirdjy, en deux groupes: interventions par la voie haute et interventions par la voie basse.

Les opérations par la voie basse comprennent : la périnéotomie prérectale, la périnéotomie ischio-rectale, la méthode sacrée et la méthode parasacrée.

La voie périnéale a été la première employée; pendant longtemps, elle fut la plus fréquemment suivie. Ullmann, de Vienne, en 1889, en fut le promoteur ; après lui, elle fut suivie par Roux, de Lausanne, en 1890; par Weir, de New-York, en 1892 ; par Baudet et Kendirdjy, en 1898, et par Chavannaz, de Bordeaux, en 1898. Ces auteurs ont utilisé la même méthode en variant plus ou moins les procédés opératoires.

Nous allons commencer par décrire la voie périnéale prérectale, la plus fréquemment suivie, en rapportant surtout la technique préconisée par Baudet et Kendirdjy.

1° **Voie périnéale prérectale.**

Attitude du malade et soins préliminaires. — Les auteurs placent le malade dans la position de la taille, le
siège reposant sur un coussin de 20 à 25 centimètres de
hauteur.

Püller couche le malade sur le ventre, les cuisses for-
tement fléchies et les fesses dépassant en avant l'extrémité de la table. La table est ensuite inclinée à 45° environ.

Pour éviter que le champ opératoire ne soit souillé
par les matières fécales, Baudet et Kendirdjy ferment
l'anus par une suture en bourse. Roux et Püller se con-
tentent d'enfoncer dans le rectum un gros tampon de
coton jusqu'au côlon pelvien, ce qui leur permet de mettre un doigt dans le rectum pour mieux disséquer le
périnée. Mais cette méthode ne protège pas complètement le champ opératoire, d'autre part, on multiplie les
chances d'infection par le doigt introduit dans la plaie.

Enfin, certains opérateurs placent une sonde dans
l'urètre pour éviter ainsi la blessure du bulbe et de l'urètre. Cette précaution semble souvent inutile; elle devient
presque indispensable si l'on veut enlever un fragment
de tissu prostatique, sans courir le risque de blesser
l'urètre.

Incision. — Ullmann a recours à une incision prérectale, dont la concavité embrasse l'anus, et dont les extrémités atteignent les tubérosités ischiatiques.

Guelliot modifie l'incision précédente du côté de la vésicule à enlever, en la prolongeant en arrière, de façon à contourner l'anus jusqu'au repli postérieur. Cette incision embrasse ainsi les deux tiers au moins de la circonférence de l'anus.

On peut encore faire, soit une simple incision transversale, passant à quelques millimètres au-devant de l'anus, soit l'incision trapézoïdale de Zuckerkandl, les deux côtés du trapèze embrassant l'anus; l'incision transversale représentant la base postérieure du trapèze n'étant pas tracée.

Baudet et Kendirdjy préconisent une incision en Y renversé : « Linéaire au-devant de l'anus, elle s'écarte de chaque côté de l'anus en passant à égale distance de cet orifice et de la tubérosité ischiatique. On coupe ainsi, au-devant de l'anus, la peau et le tissu cellulaire sous-cutané, et, de chaque côté, l'épaisse couche de graisse ischio-rectale, jusqu'à ce qu'on aperçoive les fibres inférieures du releveur.

« Il n'est pas utile de faire les incisions latérales aussi longues des deux côtés. On trace la plus longue du côté malade; celle de l'autre côté ne doit pas atteindre d'emblée plus de 3 centimètres. On la prolonge au cours de l'opération, si cela devient nécessaire. »

Incision des plans profonds. — Baudet et Kendirdjy font une boutonnière au releveur anal, en coupant ses faisceaux perpendiculairement, d'avant en arrière, jusqu'à ce que l'on aperçoive au-dessus de lui l'aponévrose périnéale supérieure. Pendant ce temps, on tire sur les deux nerfs de la suture en bourse périanale. Cette ma-

nœuvre a l'avantage de faire tendre les fibres du rele-
leveur, mais le bord inférieur de ce muscle s'abaisse de
plus en plus et devient plus ou moins parallèle au rectum, ce qui augmente les dangers de blessure de cet
organe. On coupe donc le muscle à petits coups, pour
bien voir l'aponévrose périnéale supérieure, de colora-
tion blanchâtre, et qui est un point de repère important.

Par la boutonnière ainsi faite à travers le releveur,
on passe un doigt, qui décolle les faisceaux antérieurs
ou internes du muscle. On pince ces faisceaux, ainsi que
le raphé ano-bulbaire, entre le pouce et l'index, pendant
qu'un aide fait tendre le rectum. On sectionne alors au
bistouri les tissus saisis entre les deux doigts. On peut
alors sectionner, sans danger pour le rectum ou pour
l'urètre, le raphé ano-bulbaire dans toute sa hauteur
(2 centimètres environ).

Pendant l'exécution de ce temps, Ullmann fait placer
une sonde en métal dans l'urètre, par laquelle on pousse
la paroi postérieure de la vessie en avant, faisant ainsi
saillir le canal déférent et les vésicules séminales. En
outre, un aide met un doigt dans le rectum, pendant que
l'opérateur sectionne le raphé périnéal.

Guelliot, après avoir sectionné le raphé ano-bulbaire,
du côté à opérer, met à nu le releveur de l'anus, l'incise
largement à partir de son bord interne, de l'autre côté,
il débride simplement en entamant ce bord.

Décollement de l'espace prérectal. — Il s'agit maintenant de séparer la face postérieure de la prostate et les
vésicules séminales de la face antérieure du rectum. Ce
temps est facilité par la présence d'une nappe de tissu

cellulaire qui sépare ces organes, et sur laquelle descend
le cul-de-sac péritonéal. Dans le cas de périvésiculite, ce
tissu cellulaire peut s'infiltrer et s'indurer ; le décollement est alors beaucoup plus difficile. « Il faut (Baudet
et Kendirdjy) diriger l'index, non pas directement en
avant, mais en avant et en haut, vers l'ombilic. De cette
façon, on s'éloigne du rectum. Si on le poussait en avant,
comme le rectum est mobile et flottant, malgré la traction pratiquée par l'aide, on pourrait pénétrer dans son
intérieur sans s'en douter. Aussi, la manœuvre du décollement avec le doigt dirigé vers l'ombilic doit être rigou-
reusement observée. On continue à décoller le tissu
cellulaire en refoulant vers le haut le cul-de-sac péritonéal, jusqu'à ce qu'on ait bien exposé à sa vue toute la
prostate et la région des vésicules séminales. »

Lorsqu'il existe de la périvésiculite, on est quelquefois
obligé de renoncer à une exérèse complète, comme dans
une observation de Legueu, « la prostate est découverte
à grand'peine sur sa face postérieure. Il n'y a pas de
plans de clivage: on ne reconnaît aucun plan: tous les
organes sont fusionnés par des épaississements fibro-
celluleux, qui rendent très difficiles la libération des
vésicules séminales. En procédant cependant avec beaucoup de prudence, je parviens sans incident à libérer
un segment antérieur. Je procède alors à l'ablation de
la prostate, dont j'enlève autour de l'urètre ouvert les
deux lobes latéraux: puis, j'attaque les vésicules séminales. Mais elles se déchirent, dérapent, m'obligeant à
les morceler, à les arracher par lambeaux, et, quant à
leur fond, j'ai tellement de peine à le séparer du rectum et de la vessie, que, craignant d'entrer dans l'une

ou l'autre de ces cavités, je crois, en fin de compte, plus prudent d'arrêter là ces manœuvres difficiles et me contenter d'une exérèse incomplète. »

Ablation des vésicules, du déférent, de la prostate. — Baudet et Kendirdjy accrochent avec le doigt l'anse que forme le déférent autour du fond de la vésicule, et le sectionnent. Ils ramènent à eux le bout vésiculaire, qui sert à tendre l'aponévrose prostato-péritonéale et la vésicule.

« Pour relever la vésicule, il est nécessaire d'ouvrir d'abord sa gaine, en rayant au bistouri le feuillet inférieur de cette gaine, depuis la prostate jusqu'au fond de la vésicule. On peut ensuite exécuter une énucléation sous-capsulaire. Mais cette enveloppe connective s'épaissit quelquefois et se fusionne avec la vésicule. L'énucléation devient alors impossible et il faut enlever la vésicule avec sa gaine.

« Pour cela, deux libérations sont nécessaires. Une première incision, le long du bord externe de la vésicule, la sépare de la paroi pelvienne. Cette section peut saigner, car on coupe l'artère vésiculaire ou l'une de ses branches. Mais il suffit de pincer ces vaisseaux et de les lier : ce qui se fait très facilement.

« Une deuxième incision, sur le bord interne de la vésicule, en dedans du canal déférent, sépare ces deux organes du canal déférent et de la vésicule, du côté opposé. Ces deux libérations étant faites, la vésicule se détache très bien au niveau du fond. Il suffit pour cela de l'accrocher avec les doigts et de l'attirer à soi. Elle ne tient plus alors que par son col, au niveau de la prostate.

On sectionne alors, d'un coup de ciseau transversal, le canal déférent et le col de la vésicule. L'ablation est alors complète. Mais ce n'est pas tout. Par précaution, nous excisons au bistouri la portion de prostate, dans laquelle s'enfonce le canal déférent. A ce niveau, il existe souvent un dépôt tuberculeux très limité, répondant aux canaux éjaculateurs : ce qui justifie bien cette excision supplémentaire. Cette excision doit être cunéiforme à base périphérique. On la ferme immédiatement avec un ou deux fils au catgut. »

Guelliot facilite l'accès des vésicules séminales en saisissant la prostate près de son bord antérieur et en l'abaissant. On peut, en effet, par une traction modérée, faire descendre de plusieurs centimètres la prostate, les vésicules et le bas-fond vésical, ce qui facilite singulièrement les manœuvres ultérieures. En outre, l'index gauche introduit dans le rectum peut augmenter l'abaissement et même inverser la vésicule.

Si la vésicule est trop grosse pour être enlevée d'une seule pièce, Guelliot la morcelle, comme un utérus trop gros. Le col est sectionné au ras de la prostate; une pince attire la vésicule, on incise au-dessus d'elle; avant de détacher complètement le fragment, on saisit au-dessus le moignon avec une seconde pince et on continue jusqu'à ce que tout l'organe soit enlevé. Pour ce morcellement, le thermo-cautère est très utile, parce qu'il expose moins aux hémorragies et aux inoculations septiques ou tuberculeuses.

Dans ce temps de l'opération, les difficultés viennent de ce que les vésicules sont très profondément situées, leur libération est très difficile; aussi, les opérateurs se sont-ils ingéniés pour abaisser les vésicules.

Baudet et Kendirdjy arrivent à ce résultat en sectionnant le déférent aussi haut que possible et en attirant le bout terminal du déférent, qui entraîne la vésicule correspondante.

Guelliot abaisse toute la région prostato-périnéale en tirant sur la prostate au moyen d'une pince tire-balles.

Pour Legueu, ce qui empêche d'abaisser la vésicule, c'est son adhérence à la prostate. Et, dans un cas où cet abaissement présentait des difficultés, il commença l'opération en sectionnant d'abord le col de la vésicule et en libérant ainsi la vésicule, non plus du fond vers le col, mais du col vers le fond.

Roux accroche la vésicule avec un doigt introduit dans le rectum, ou bien il la saisit d'abord dans l'anse d'un fil; mais les tractions sur la vésicule, au moyen d'un fil, doivent facilement couper cet organe.

Toujours dans le but d'abaisser la région vésiculaire, nous avons vu qu'Ullmann introduisait un cathéter dans la vessie et, avec le bec de l'instrument, repoussait la paroi postérieure de la vessie.

Willems injecte de l'eau dans la vessie et abaisse ainsi tout le bas-fond vésical et les vésicules. Mais pour recommander cette manœuvre, il ne s'appuie que sur des expériences faites à l'amphithéâtre.

Quant à la section des vésicules et du déférent, elle doit être faite au ras de la prostate, lorsque ces organes paraissent sains. Mais si l'on a des doutes sur leur intégrité, si surtout à leur embouchure, il y a un petit noyau prostatique, il faut les sectionner dans l'intérieur de la prostate, au niveau même des cancers éjaculateurs. On fait une section cunéiforme qui est fermée avec quelques points de catgut. Cependant, il faut savoir que cette suture peut céder et exposer à une fistule urinaire (Schede).

Restauration du périnée et fermeture de la plaie périnéale. — Les muscles releveurs sont ramenés près du rectum et suturés, ce qui établit ainsi le plancher pelvien. Les deux incisions latérales de l'Y sont suturées avec des fils cutanés, profondément enfouis en plein tissu ischio-rectal. L'incision médiane est simplement rapprochée et un drain est mis dans la plaie, qui pénètre jusqu'au contact de la région vésiculaire.

Guelliot se contente de rapprocher les lèvres de la plaie et les bourre avec de la gaze iodoformée.

Quelques auteurs conseillent de mettre une sonde à demeure. Cette précaution semble au moins inutile à la plupart des chirurgiens ; aussi, se contente-t-on de sonder le malade lorsqu'il ne peut uriner seul.

Jusqu'à maintenant, nous avons envisagé le cas où l'on voulait intervenir d'un seul côté. C'est, en effet, le cas le plus fréquent, car l'opération radicale contre l'infection tuberculeuse des voies spermatiques n'est justifiée qu'en face de lésions localisées. Si l'on a affaire à une tuberculose bilatérale, on a bien des chances pour trouver d'autres localisations tuberculeuses au niveau des autres viscères. L'opération se trouve alors contre-indiquée, soit parce que le malade ne pourrait faire les frais d'une opération, en somme assez grave et traumatisante, soit parce que le résultat éloigné se trouve gravement compromis, du fait des autres lésions qui peuvent continuer à évoluer. Cependant, dans certains cas, cette opération a été tentée ; aussi, en dirons-nous quelques mots. Les principales modifications portent surtout sur le tracé des incisions et, au fond, les temps opératoires restent les mêmes.

Si l'on a fait l'incision en Y de Baudet et Kendirdjy, ces auteurs conseillent de prolonger également les deux branches de cette incision et de sectionner les deux faisceaux internes du releveur.

Ablation des autres segments génitaux. — Nous avons en vue les opérations qui s'adressent à l'éradication complète des voies séminales, c'est-à-dire l'ablation du testicule, de l'épididyme et du canal déférent dans ses diverses portions : scrotale, inguinale et abdomino-pelvienne. Pour cela, l'incision scrotale est prolongée suivant le canal inguinal, en fendant l'aponévrose du grand oblique ; les bords inférieurs du petit oblique et du transverse sont sectionnés, ainsi que le fascia transversalis. On ouvre la gaine du cordon et on isole le déférent. Le péritoine est décollé de la fosse iliaque et refoulé en dedans. Le canal déférent, sectionné dans le temps périnéal, n'offre aucune résistance et est amené facilement.

Ensuite, on reconstitue la paroi abdominale. Nous reviendrons plus longuement sur ce procédé opératoire en décrivant la voie haute. Certains chirurgiens commencent par la voie haute. Cette méthode a l'avantage d'exposer moins à l'infection de la plaie, parce que les mains n'ont pas encore opéré dans la région périnéale. C'est cette marche qui est suivie par Roux. Elle a le grave inconvénient de ne faciliter en rien le deuxième temps de l'opération, qui le plus difficile. Au contraire, en commençant par le temps périnéal, ainsi que le recommandent Baudet et Kendirdjy, la partie la plus pénible de l'opération est faite au début, et le deuxième temps, par la voie haute, est singulièrement facilité, du fait de la libération des vésicules et du canal déférent.

2° Voie ischio-rectale.

La méthode ischio-rectale est surtout préconisée par Roux. Cet auteur fait une incision longitudinale au-devant de l'anus, contournant ensuite l'anus et passant entre lui et l'ischion. Il incise ensuite la graisse ischio-rectale et coupe latéralement le releveur et ses aponévroses.

Il aborde ainsi les vésicules séminales et la prostate par un des côtés du périnée. Les autres temps de l'opération sont très voisins de la technique exposée plus haut et ne méritent pas de nouveaux développements.

Cette méthode évite le temps difficile de la séparation ano-bulbaire, en n'incisant pas, de parti pris, cette cloison, ce qui est un gros avantage.

Cette voie est large, et le champ opératoire met suffisamment à découvert la vésicule malade, mais cependant, donne un jour bien inférieur à celui fourni par l'incision prérectale. En effet, les vésicules sont situées à une plus grande profondeur de l'incision cutanée, car plus l'incision se rapproche du bulbe, plus on est près du bas-fond vésical et des organes voisins.

D'autre part, cette méthode ne donne accès que sur les organes d'un seul côté, et si, par exception, on est tenté, au cours de l'intervention, d'enlever la vésicule du côté opposé, à cause des lésions avancées qu'elle présente, cette ablation est presque impossible.

3° **Voie sacrée.**

Ce fut Schede qui, le premier, pratiqua cette méthode, en 1893. Cet auteur la pratiqua deux fois. Puis, après lui, d'autres chirurgiens utilisèrent cette voie, qui consiste à appliquer le premier temps de l'opération de Kraske à l'ablation des vésicules séminales. Le malade est couché sur un côté, le droit de préférence. On fait, sur la ligne médiane, une incision qui part de l'anus, suit le sillon interfessier et aboutit sur la crête sacrée, vers son milieu.

Les lèvres de cette plaie sont disséquées; on coupe et on rugine les insertions saines du grand fessier gauche en les repoussant en dehors, et l'on met à nu la partie gauche du sacrum. On désarticule le coccyx, puis on sectionne au ciseau et au marteau l'aile gauche sacrée, depuis le sommet du sacrum en bas, jusqu'au troisième trou sacré, en haut, en passant en dehors du quatrième trou sacré.

Pour aborder les vésicules, on récline le rectum en bas, du côté opposé à la section sacrée. On éprouve quelques difficultés dans cette manœuvre à cause de la présence de la cloison sacro-recto-génitale. Quand cette cloison est effondrée, le rectum est écarté et l'on peut arri-

ver aisément sur la région vésiculaire. Les vésicules peuvent être rendues plus saillantes si la vessie est distendue
par une injection. Puis les vésicules et le déférent sont
enlevés, comme dans la méthode périnéale.

Schede et Routier ont utilisé ce procédé. Mais la plupart des chirurgiens ont utilisé le procédé de Rydygier
(Schede, Sick, en 1893, Percy Bolton, en 1899, Kœnig,
en 1900).

Dans cette méthode, on peut aborder les vésicules,
soit par l'incision de Rydygier, qui est oblique, en bas
et en dedans, et qui commence en haut, au niveau de
l'épine iliaque supérieure et postérieure gauche, pour
aboutir au sommet du coccyx et se continuer sur la ligne
médiane jusque vers l'anus ; soit par la vraie méthode
de Rydygier, qui consiste dans la résection temporaire
du sacrum et du coccyx. De sorte que, l'opération terminée, on ferme la brèche osseuse en rabattant le volet
ostéo-fibro-cutané.

Baudet et Kendirdjy font remarquer que dans l'opération de Kraske pour amputation du rectum, il vaut mieux
passer en dedans des trous sacrés, pour pénétrer dans
la gaine même du rectum. Dans la même opération,
pour enlever les vésicules séminales, il vaut mieux passer en dehors des trous sacrés et de la gaine du rectum.
Par ce moyen, on arrive directement sur les vésicules
qui sont bien plus facilement abordables.

Cette méthode a comme inconvénient de produire un
grand décollement et de laisser le champ opératoire à
une grande profondeur.

4° **Voie para-sacrée.**

Cette méthode a été peu suivie et se rapproche plutôt de la voie ischio-rectale ou pararectale de Roux. Schede et Sick l'ont suivie.

Baudet, dans la thèse de Reyl, décrit ainsi cette méthode :

« Le malade est placé dans le décubitus latéral et couché sur le côté opposé à la vésicule que l'on veut enlever, la cuisse légèrement fléchie sur le bassin.

« 1° On incise la peau, suivant une ligne qui part du sommet du coccyx et se dirige obliquement en haut et parallèlement au bord du sacrum, en suivant le bord de cet os sur une longueur de 10 centimètres environ.

« 2° On sectionne alors le tissu cellulaire sous-cutané, le grand fessier, le grand ligament sacro-sciatique.

« Il faut encore couper la partie supérieure du releveur de l'anus, et, si l'on veut se donner du jour, il faut même sectionner partie ou totalité du muscle ischio-coccygien.

« On tombe alors sur la face postérieure du rectum; il faut récliner cet organe en bas et le libérer des tractus celluleux qui le font adhérer à la face postérieure de la loge prostato-péritonéale. La vésicule apparaît alors : elle est profondément située à 10 ou 12 centimètres environ.

« Cette incision donne beaucoup de jour ; la région vésiculaire est très bien découverte. Mais les vésicules sont à une grande profondeur et il est difficile de les saisir. »

Cette méthode parasacrée a l'avantage sur la méthode précédente de passer en dehors du rectum et de sa gaine et de ne pas créer une brèche osseuse. Mais, nous avons vu que le premier de ces inconvénients n'existait pas si, dans la méthode sacrée, on sectionnait le sacrum en dehors des trous sacrés.

CHAPITRE III

VOIE HAUTE

La voie haute suivie pour l'extirpation des vésicules séminales et du déférent est entrée beaucoup plus récemment dans la chirurgie. Elle a été employée pour la première fois par Villeneuve, en 1801 (Assoc. fr. pour l'avancement des Sciences, Marseille, 1891). Puis elle a été étudiée sur le cadavre par son élève, Platon (thèse de Montpellier, 1898). La princesse Guédroytz de Béloséroff, élève de Roux, de Lausanne, en 1899, étudie l'opération sur le cadavre. Ces premières tentatives eurent peu de réussite et l'opération ne fut guère acceptée par la majorité des chirurgiens. Platon, sur 10 essais cadavériques, ne put atteindre la vésicule que dans 1 cas.

Guédroytz de Béloséroff, sur 0 tentatives cadavériques, ne put jamais extirper les vésicules. Weir (*Médical Record*, 1894), Tulle (*Journal of cutaneous and genito-urinaries diseases*, 1896), et Guelliot (*Presse méd.*, 1898), sont nettement défavorables à la méthode inguinale. Il nous semble, d'après les observations de M. Villard, que ces conclusions ne doivent pas être acceptées. Si ces auteurs ne sont pas arrivés à extirper les vésicules sémi-

nales, cet échec ne doit être attribué qu'à une insuffi-
sance de technique. La voie inguinale nous a paru, entre les mains de M. Villard, être une méthode élégante,
rapide et presque facile. Ajoutons que cette intervention est à peu près exsangue et que la région vésiculaire est vue très facilement.

Nous commencerons par l'exposé de cette méthode,
parce que sa technique nous a paru la plus perfection-
née. Puis nous retracerons la technique suivie par les
autres chirurgiens et, en particulier, par Villeneuve,
l'auteur de cette méthode. Nous montrerons ce qu'elles
ont de particulier et en quoi elles diffèrent de la méthode
de M. Villard.

Auparavant, nous rapporterons quelques données anatomiques qui n'ont pas encore été mises en lumière, et
qu'il est indispensable de connaître pour mener rapidement et facilement cette opération.

Données anatomiques. — MM. les docteurs Muller et
Tavernier, prosecteurs à la Faculté de médecine, ont eu
l'amabilité de nous communiquer le résultat de leurs
recherches anatomiques sur les rapports des vésicules
séminales et de la portion terminale des canaux défé-
rents avec l'uretère.

Au cours des vaso-vésiculectomies par la voie inguinale, on décolle le péritoine de la fosse iliaque et du petit bassin (péritoine de la fosse paravésicale), pour aborder, en suivant le canal déférent comme fil conducteur,
l'ampoule de ce dernier et la vésicule séminale adjacente.

Dans ce décollement du péritoine, on entraîne en même
temps que lui les lames cellulo-fibreuses sous-péritonéa-

les, lames dans l'épaisseur desquelles cheminent les organes sous-péritonéaux, canal déférent et uretère pelvien en particulier.

Ces deux organes, canal déférent et uretère, ne sont pas logés dans une même lame celluleuse ; par une dissection minutieuse, on peut se rendre compte qu'à chacun d'eux correspond un feuillet celluleux spécial. Lorsque les organes sont en place, avant tout décollement péritonéal, ces feuillets celluleux sont appliqués intimement l'un contre l'autre. Au niveau de la rencontre de l'uretère avec les voies spermatiques, on a, par conséquent, en partant du péritoine, les places suivantes :

1° Péritoine ;

2° Feuillet cellulo-fibreux logeant le déférent et la vésicule séminale ;

3° Feuillet cellulo-fibreux logeant l'uretère.

Dans les manœuvres de décollement péritonéal, il peut arriver :

a) Ou bien qu'on décolle avec le péritoine ces deux feuillets celluleux, qui restent collés à la fois l'un à l'autre et au péritoine.

b) Ou bien qu'on entraine seulement avec le péritoine le feuillet celluleux contenant le canal déférent.

Dans le premier cas, lorsque à la fin du décollement, on arrive sur la base de la vessie, l'opérateur trouve, le séparant de la loge vésiculo-déférentielle, la lame fibro-celluleuse résistante, dans laquelle chemine l'uretère.

L'opérateur est obligé, pour parfaire l'accolement de l'ampoule et de la vésicule, d'effondrer cette lame celluleuse, et la présence de l'uretère dans cette lame est un obstacle en même temps qu'un danger.

Dans le deuxième cas, la situation se présente d'une façon toute différente :

Si l'on a eu soin, en effet, de suivre le plan de clivage situé entre le feuillet celluleux du canal déférent et le feuillet celluleux de l'uretère, le premier seul sera entraîné avec le péritoine, le deuxième, avec l'uretère qu'il contient, restera appliqué contre la paroi du bassin. Par conséquent, le chirurgien abordera la fin du déférent et la vésicule séminale, sans avoir sa route barrée par le feuillet de l'uretère et par ce canal entraîné avec le péritoine.

Il faut donc veiller, dans la vaso-vésiculectomie par la voie inguinale, à passer dès le début du décollement péritonéal dans le bon plan de clivage, c'est-à-dire n'entraîner avec le péritoine que la mince lame celluleuse où chemine le déférent, et laisser appliqué, contre la paroi du petit bassin, le feuillet cellulo-fibreux plus résistant et plus profondément situé, par rapport au péritoine, feuillet dans l'épaisseur duquel se trouve l'uretère dans la partie reculée du petit bassin.

La présence de ce feuillet celluleux indépendant, dans lequel se trouve logé l'uretère, peut s'expliquer par le développement. En effet, le testicule, d'abord placé entre la colonne lombaire et le rein primitif, au cours de sa migration croise la face antérieure, en entraînant avec lui une couche de tissu mésodermique. C'est dans cette couche de tissu cellulo-fibreux, indépendante de la couche de tissu qui enveloppe l'uretère, qu'il faudra chercher et poursuivre le déférent. C'est le plan de clivage qui va faciliter la besogne du chirurgien.

Une autre conséquence de la migration du testicule est

le croisement de l'uretère par le canal déférent. Il en résulte qu'au niveau du croisement, ces deux organes ont une disposition absolument inverse. Tandis que l'uretère se relève pour aborder le bas-fond vésical et décrit au-dessous du déférent une courbe à concavité supérieure et interne, le déférent passe au-dessus de cet organe en l'embrassant dans une courbure à concavité inférieure et externe. Il se passe ici une chose analogue à l'entre-croisement de l'artère épigastrique et du canal déférent au niveau de l'orifice profond du canal inguinal. Par suite, dans la portion toute terminale de l'uretère, au moment où il aborde la vessie, cet organe se trouve si-tué en avant du déférent. C'est un rapport qui frappe beaucoup le chirurgien au cours de la vaso-vésiculecto-mie. Cette disposition est assez nette sur une des figu-res du livre de « Médecine opératoire des voies urinai-res », du professeur Albarran.

Une autre conséquence de cette disposition est l'im-portance de la manœuvre, désignée par M. Villard, sous le nom de *décroisement* du canal déférent, et qui consiste à rejeter sur l'abdomen du malade, du côté opposé, le testicule et le canal déférent. Par ce procédé, les rap-ports du déférent et de l'uretère sont bouleversés. Le croisement n'existe plus, le déférent se trouve reporté en dedans de l'uretère et ces deux organes sont d'autant plus éloignés l'un de l'autre que la manœuvre est plus accentuée.

1° Technique de M. Villard. — Méthode inguino-abdominale.

Attitude du malade. — Le malade est placé en position de Trendelenburg. Cette attitude nous paraît obligatoire. Robineau (obs. VI, Baudet et Kendirdjy, *Rev. de chir.*, 1900) paraît être le seul chirurgien qui ait utilisé cette attitude. Elle donne un jour surprenant, la région vésiculaire est bien éclairée et les anses intestinales, qui sont un gros obstacle dans toute autre position, ne gênent plus l'opérateur.

Incision. — On fait une *incision inguino-abdominale* partant de l'épine du pubis ou de la région funiculaire, remontant le long du canal inguinal jusqu'à son orifice profond ; là, cette incision est coudée et remonte sur le bord externe du grand droit, presque un peu au-dessous du niveau de l'ombilic.

D'après nos recherches, cette incision n'a encore jamais été utilisée. Elle réalise un véritable progrès. Elle offre à la fois les avantages de l'incision inguinale de Villeneuve et les avantages de l'incision abdominale de Legueu.

Le champ opératoire est isolé avec des compresses.

Section des plans profonds. — Elle se fait en deux temps.

Dans un premier temps, inguino-funiculaire, le testicule est énucléé des bourses ; si l'on veut faire une castration totale, un coup de ciseau le libère du ligament

scrotal. Puis le testicule et le cordon sont décollés jusqu'au niveau de l'orifice superficiel du canal. Alors, d'un
coup de ciseau, on sectionne toute la paroi antérieure du
canal jusqu'à l'orifice profond. Le cordon est libéré.

Dans un deuxième temps, abdominal, les divers plans
qui constituent la paroi sont incisés jusqu'au péritoine.

Temps iliaque. — On refoule le péritoine en dedans,
au niveau de l'orifice profond du canal inguinal, en amor-
çant le décollement péritonéal au ras de l'arcade. Les
vaisseaux spermatiques sont immédiatement rencontrés.
Ils sont sectionnés, une ligature est placée sur le bout
central, une pince sur le bout périphérique. La pince est
enveloppée dans une compresse, ainsi que le testicule
et le déférent.

A partir de ce moment, on n'aura plus à s'occuper que
du déférent, le chirurgien ne rencontrera plus de vaisseaux sur sa route.

Le temps difficile de l'opération va commencer. Il
comprend deux choses distinctes : le décollement péritonéal et le décollement du déférent. Le décollement péritonéal se fait, au fur et à mesure des besoins, très facilement avec la main. Il n'offre rien de particulier. A mesure que le péritoine est décollé, il est maintenu écarté
par un aide à l'aide d'une large valve abdominale.

Le décollement du déférent est la seule manœuvre déli-
cate. Pour le mener à bien, il faut avoir présente à l'es-
prit la description que nous avons donnée du fascia celluleux, dans lequel se trouve compris le déférent. On raye
au bistouri le tissu cellulaire qui recouvre le déférent,
on agrandit cette brèche avec la pointe des ciseaux

mousses, et, dès lors, on se trouve dans le bon plan et l'on peut continuer le décollement du péritoine et du déférent avec le doigt.

Si l'on ne prenait pas la précaution d'ouvrir la gaine fibreuse du déférent, on éprouverait de grandes difficultés à isoler ce conduit. On s'égarerait dans l'aponévrose iliaque, et on arriverait sur l'uretère qui serait décollé en même temps que le déférent, tandis que par ce procédé il ne gêne nullement l'opérateur. On le laisse accolé à la paroi iliaque et on ne le verra que plus tard, au niveau du bas-fond vésical.

Pendant ce temps, un aide maintient le péritoine refoulé en dedans à l'aide d'une large valve abdominale.

Temps pelvien. — Décroisement du canal déférent. — A ce moment le testicule et le canal déférent sont rejetés du côté opposé, par-dessus la ligne médiane. Par ce moyen le déférent se décolle très facilement. On continue à mesure qu'on avance à refouler le péritoine. On ne tarde pas à apercevoir le bas-fond vésical et, presque en même temps, l'uretère qui apparaît en avant et sur le côté du déférent et, par suite du décroisement, en dehors de lui.

Isolement de l'ampoule du déférent et de la vésicule. — On est conduit ainsi sur la portion ampullaire du déférent. Elle est, en général, décollée assez facilement. Cependant, à ce moment, il faut redoubler de précautions et exercer des tractions modérées sur le déférent, car cet organe, ordinairement sain dans sa portion iliaque, est souvent altéré dans sa partie terminale. Sa rupture à ce niveau pourrait inonder le champ opératoire. Ajoutons que l'induration tuberculeuse est plutôt un guide qu'un obstacle à ce moment, et qu'il semble qu'elle facilite la libération.

On détache ensuite la vésicule en commençant par son pied. On est souvent forcé, en raison des adhérences, d'amorcer cette libération avec la pointe du bistouri ou la pointe des ciseaux mousses. Une pince de Museux est placée sur le fond de l'organe et sert à l'isoler de la vessie et à exercer des tractions modérées. Arrivé au sommet de la vésicule, la libération doit être faite avec douceur, car l'organe est relativement mince et les altérations tuberculeuses l'ont rendu plus friable.

Cette libération achevée, on sectionne au bistouri ou au ciseau la pointe de la vésicule ou le canal éjaculateur et l'on enlève d'un seul bloc tout le tractus génital.

Cette opération donne très peu de sang. En général, une seule ligature suffit sur l'artère vésiculaire.

Fermeture de la plaie. — Un drain est mis au contact de la région vésiculaire, et le malade placé dans le décubitus horizontal. On est alors surpris de voir avec quelle facilité ce vaste espace décollé s'efface sous la pression des anses abdominales. Il n'y a pas de suintement. On reconstitue la paroi abdominale à trois places, en laissant à la partie inférieure de la plaie un petit espace pour le drain.

Soins consécutifs. — Les suites sont simples. Il se produit un léger suintement dans les premiers jours. Le premier pansement a lieu le quatrième ou le cinquième jour. Le drain est enlevé vers le quinzième jour.

2° **Procédé de Villeneuve. — Incision inguinale.**

Villeneuve décrit ainsi le manuel opératoire de la vaso-vésiculectomie : « On commence par l'incision de la vaginale comme pour la cure radicale de l'hydrocèle. Le testicule mis à nu est examiné, respecté, s'il est sain, curé et cautérisé, s'il est malade. L'épididyme est ensuite détaché avec soin de bas en haut, et le canal déférent soigneusement isolé.

« L'incision des téguments est prolongée jusqu'à l'orifice inguinal. On tire progressivement sur le canal déférent comme on le fait sur le ligament rond dans l'opération d'Alexander, et on effondre peu à peu, avec l'index, la paroi postérieure du trajet, en se guidant sur la saillie de ce canal. On peut aussi inciser, si c'est nécessaire, un des piliers de l'anneau. On arrive ainsi rapidement à décoller la paroi latérale de la vessie. Le doigt reconnaît bientôt la base de la prostate et au-dessus la vésicule qu'il accroche et détache. Il faut prendre garde à ce moment de tirer trop fort sur le cordon qui se rompt facilement à son abouchement sur la vésicule, ce qui m'est arrivé plusieurs fois à l'amphithéâtre. Si l'ablation de la vésicule offre quelques difficultés, on laisse quelques débris ; il sera facile de les enlever à la curette. »

D'autre part, Villeneuve extirpe la vésicule de bas en haut, comme s'il opérait par la voie basse. Il reconnaît la base de la prostate, et au-dessus, la vésicule que le doigt accroche et détache. C'est le contraire que l'on doit faire, quand on emploie la voie inguinale.

Il faut d'abord découvrir largement la vésicule, reconnaître son pied, qui est plus facilement accessible, et suivre l'organe de bas en haut. Sinon on rend l'opération beaucoup plus pénible, on court le risque de rompre l'organe, et en somme on pratique plutôt un arrachement qu'une extirpation. Pareille méthode expose à des ensemencements.

Comme on le voit, Villeneuve se contente d'une incision inguinale, c'est tout à fait insuffisant. Par une pareille incision, pour avoir le déférent, il ne le décolle pas, il l'arrache, aussi ne faut-il pas s'étonner des ruptures si fréquentes, survenues avec une pareille technique.

Par cette technique on rompt très souvent le canal déférent. Cet accident est arrivé entre les mains mêmes de son auteur. Platon a rompu neuf fois le déférent sur dix recherches cadavériques.

Guédroytz de Béloséroff a échoué six fois sur six.

Weir, Fuller, Guelliot, ont éprouvé les mêmes difficultés dans l'extirpation du canal déférent.

Ces échecs répétés ne nous surprennent pas. En effet, l'incision de Villeneuve est tout à fait insuffisante. Il est impossible, par une telle incision, de découvrir suffisamment la région vésiculaire. L'opérateur, pour isoler le déférent, est obligé d'avoir recours presque uniquement à ses doigts, la vue ne lui est d'aucun secours. Il est, par suite, obligé d'exercer des tractions répétées et plus ou moins violentes, sur le déférent et la rupture se produit rapidement. La meilleure preuve que cette incision est insuffisante, est que le chirurgien est souvent obligé d'inciser le pilier interne du canal inguinal, ce qui peut compromettre la résistance de la paroi abdominale.

3° Procédé de Legueu. — Voie abdominale.

Legueu, dans un cas, a abordé les vésicules séminales par une voie nouvelle. Il a tracé une incision sur le bord externe du grand droit. Puis après avoir décollé le péritoine iléo-pelvien, il va à la recherche du déférent. Puis il suit ce conduit jusqu'à la vésicule dont il pratique l'extirpation, en même temps que celle de la portion du canal déférent isolé.

Enfin, l'opération fut terminée par l'ablation des portions inguinale et scrotale du déférent.

Cette incision nous semble donner un gain plus grand sur la région vésiculaire ; elle représente la portion terminale de l'incision préconisée par M. Villard. Nous pensons que les reproches que lui adressent MM. Baudet et Kendirdjy ne sont pas complètement justifiés. En effet, pour ces auteurs, cette incision ne rapproche pas plus de la vésicule que l'incision inguinale. Une chose est vraie cependant, c'est que, par l'incision inguinale, le déférent sert de guide pour aborder la vésicule, tandis que par l'incision abdominale il faut d'abord chercher le déférent, pour être conduit ensuite sur la vésicule.

De plus, ce procédé exige deux incisions, abdominale et inguinale, ce qui est une complication opératoire.

4° Méthode sus-publenne.

Cette méthode a été pratiquée pour la première fois par Young, en 1900. C'est une opération grave et très longue ; elle s'adresse surtout aux cas exceptionnels où

3 JB

l'on veut faire une vaso-vésiculectomie double. Elle consiste à aborder la région vésiculaire en passant à travers la vessie.

Incision. — Incision en T, verticale sur la ligne médiane, et partant du pubis pour remonter plus ou moins haut vers l'ombilic. Les branches horizontales de cette incision sectionnent les droits, complètement ou non.

Temps vésical. — La vessie apparaît dans la partie inférieure de la plaie ; elle est ouverte. Cette ouverture permet de se rendre compte de l'état des parois vésicales et d'intervenir dessus, s'il y a lieu. Elle permet surtout de tendre la paroi postérieure et le sommet de l'organe pendant que l'autre main pratique le décollement du péritoine vésical.

Temps du décollement péritonéal. - - On décolle le péritoine vésical d'avant en arrière. On poursuit ce décollement en bas jusqu'au cul-de-sac de Douglas.

Temps vésiculo-déférentiel. - - Le canal déférent est accolé au péritoine décollé, aussi pour le rechercher au niveau même de la vésicule, il libère la vésicule et l'extrémité terminale du déférent, puis il sectionne ces deux organes au ras de la prostate.

Temps d'excision vésicale. --- A ce moment, on excise les ulcérations tuberculeuses de la vessie, s'il y en a.

Fermeture de la paroi.

Temps inguino-scrotal pour l'ablation du testicule et de la portion initiale du déférent.

Comme on le voit, cette opération est très grave, aussi ne s'étonne-t-on pas de voir qu'elle n'a été pratiquée que par son auteur. Elle a été faite trois fois. On ne donne pas de renseignements sur le premier malade ; le deuxième est mort le dix-huitième jour, d'accidents infectieux ; le troisième, le vingt-sixième jour, de granulie.

L'opération avait duré deux heures à deux heures et demie.

_____

CHAPITRE IV

ACCIDENTS OPÉRATOIRES

MÉTHODE PÉRINÉALE.

Les accidents sont :

1° L'*ouverture du péritoine*. — Cette ouverture est faite le plus souvent durant le temps inguinal de l'intervention. Elle comporte le même pronostic que les ouvertures du péritoine en général, c'est-à-dire qu'elles sont inoffensives si l'on est aseptique. La plaie péritonéale est fermée avec quelques points de catgut.

2° L'*hémorragie*. — C'est un accident sérieux qui a pu obliger les chirurgiens à de gros tamponnements, ou à laisser des pinces à demeure. D'ailleurs, pendant tout le cours de l'opération, on est gêné par l'hémorragie veineuse. Les hémorragies secondaires peuvent aggraver considérablement le pronostic opératoire.

3° *Rupture du déférent*. — Elle est assez fréquente dans la méthode périnéale. Il faut dire aussi que cette rupture est due surtout aux lésions de ce conduit, qui le rendent plus ou moins friable ou adhérent. La rupture entraîne souvent la formation d'une fistule, soit qu'on ait inoculé la plaie opératoire, soit qu'on ait laissé un fragment de déférent.

4° *Rupture de l'urètre.* — Elle se produit au moment où on décolle la prostate du rectum et dans les cas où le tissu cellulaire prérectal est devenu induré et fibreux.

MÉTHODE INGUINO-ABDOMINALE.

Les accidents opératoires sont à peu près nuls. On peut redouter :

1° L'*ouverture du péritoine.* — Elle offre peu de gravité. D'autre part, la position de Trendelenburg, en refoulant la masse intestinale vers le diaphragme, rend le décollement plus facile, et diminue les chances de rupture de la séreuse. Ajoutons, enfin, que si l'on tient compte des données anatomiques que nous avons indiquées plus haut, ce temps de décollement est très facile.

2° La *rupture du déférent.* — On a beaucoup exagéré la fréquence de ces ruptures. Baudet et Duval ont déjà montré, il y a quelques années, qu'on pouvait le plus souvent enlever le déférent sans le rompre. Cet accident n'est arrivé à M. Villard qu'une seule fois.

Il faut donc complètement oublier les expériences de Platon et de Mme Guédroytz, les insuccès ne sauraient faire juger de l'opération, par la voie haute ; ils sont dus non pas à des difficultés matérielles, mais à la technique insuffisante des expérimentateurs.

CHAPITRE V

OBSERVATION I

L... E., 19 ans, étudiant, entre salle Saint-Joseph, le 7 décembre 1906, pour une orchite.

Antécédents. — Une sœur morte de méningite tuberculeuse.

Le malade a eu, dans son enfance, des phénomènes de méningite, puis, plus tard, une fièvre typhoïde. Pleurésie gauche, il y a quatre ans.

La maladie actuelle remonte à un mois, le testicule gauche devint plus gros, mais non douloureux.

Il y a quelques jours, apparition d'un abcès pointant dans le scrotum.

A l'entrée, on se trouve en présence d'un malade qui a maigri depuis quelque temps. Sur la face antéro-externe de la bourse gauche, la peau est chaude, amincie, rouge et prête à s'ulcérer.

La palpation fait sentir une masse arrondie, du volume d'une grosse noix, fluctuante et indolore, située au-dessous de la tête épididymaire et sur les deux tiers supérieurs de la face externe du testicule gauche. Le testicule est gros, uniforme, indolore ; les pressions profondes réveillent quelques points douloureux. Légère hydrocèle. L'épididyme est volumineux. Pas de troubles urinaires.

Le cordon paraît sain.

Le testicule droit ne présente rien d'anormal. Toucher : la prostate est petite ; la vésicule gauche est grosse, noueuse, irrégulière, plus ou moins bosselée.

Les poumons paraissent sains.

Le 10 décembre. — Intervention : ablation de tout l'appareil spermatique du côté gauche, par une incision bicoudée, circonscrivant d'abord l'ulcération testiculaire, ouvrant le canal inguinal, puis la gaine du grand droit, sur son bord externe.

Le testicule, une fois énucléé des bourses avec le segment cutané intéressé, la dissection isole tout le cordon dans le canal. Arrivé au péritoine pariétal postérieur, ligature de l'épigastrique, sectionnée et relevée, puis dissection prudente du canal déférent. Les vaisseaux spermatiques sectionnés et liés sont abandonnés au point où ils viennent se rencontrer avec les autres éléments du cordon (orifice profond du canal).

Le péritoine est récliné doucement ; on va à la rencontre de l'uretère, qui est isolé au point où il est croisé par le canal déférent. On continue à isoler le canal déférent, jusque et y compris la région ampullaire ; la vésicule est dégagée ; son bec est isolé aux ciseaux dans le tissu prostatique.

Les voies spermatiques sont complètement libérées et enlevées.

Reconstitution des plans de la paroi. Une mèche est placée au fond de la plaie.

Description des pièces : le parenchyme testiculaire est à peu près sain : une granulation au voisinage du corps d'Highmore.

L'épididyme est énorme, criblée d'énormes noyaux caséeux, avec un abcès largement ouvert à l'extérieur.

Le déférent est envahi dans une faible étendue, au-dessus du testicule. Les lésions reparaissent à quatre travers de doigt, au-dessus de la vésicule, le canal déférent redevenant volumineux et bourré d'abcès.

La vésicule séminale est atteinte de tuberculose. Elle est peu augmentée de volume, les noyaux qu'elle renferme sont plus fermes, moins ramollis, que ceux trouvés au niveau de l'épididyme.

20 janvier 1907. — Le malade sort guéri. Au quatrième jour après le premier pansement, la température s'est élevée à 40°2, pour retomber le lendemain à 37°7.

OBSERVATION II

P... E., 20 ans, manœuvre, entre salle Saint-Joseph, le 18 décembre 1906, pour une orchi-épididymite tuberculeuse.

Pas d'antécédents héréditaires ou personnels. Il aurait craché un peu de sang l'été dernier.

L'affection actuelle semble avoir débuté l'an dernier, au mois d'août, le testicule gauche devint gros et douloureux. Cependant, le malade put continuer à travailler. Puis apparut un abcès, qui se fistulisa en arrière et en bas du testicule, et qui donna du pus crémeux. La fistule se ferma au bout de deux mois; à la même époque, le testicule diminuait de volume et cessait d'être douloureux.

Il y a quelques jours, le testicule droit devint gros et douloureux. Le malade cesse son travail.

A l'entrée : à gauche, on trouve un épididyme gros et induré, douloureux et bosselé. Indolence complète. Le scrotum présente, en arrière et en bas, une cicatrice de fistule.

A droite, l'épididyme est pris dans son entier, coiffant le testicule, qui ne paraît pas très augmenté de volume.

La queue de l'épididyme est très volumineuse, lisse, dure et très douloureuse à la pression.

Le canal déférent est douloureux et un peu augmenté de volume. Toucher rectal : vésicule droite non douloureuse ; vésicule gauche un peu sensible.

Le 20 décembre 1906. — Intervention : incision inguino-abdominale, se prolongeant à partir de l'orifice profond du canal inguinal, sur le bord externe du muscle grand droit.

On excise la masse dure fournie par l'épididyme. On poursuit l'isolement du canal déférent jusque dans la région de la base de la vessie. On éprouve quelques difficultés pour découvrir l'uretère. La vésicule est disséquée ; après l'ablation de tout l'appareil spermatique, le cordon et le testicule sont replacés dans leur situation ordinaire.

Réfection du canal inguinal. Drainage à la partie supérieure. On referme la plaie.

Suites opératoires : rien de particulier.

OBSERVATION III

B... J., 30 ans, boulanger, entre salle Saint-Joseph, le 7 février 1907, pour une hernie inguinale gauche et une affection du testicule gauche.

Antécédents. — Un père mort de tuberculose pulmonaire ; pas d'antécédents personnels bacillaires.

Le malade est porteur d'une hernie inguinale gauche, datant de six mois. Quelques jours avant son entrée, le malade s'est aperçu que son testicule gauche était gros, mais non douloureux. Il ne s'en est pas inquiété. L'épididyme est volumineux, bosselé, induré, et, par places, douloureux. Il coiffe le testicule, qui, lui-même, est augmenté de volume. Légère hydrocèle. Le cordon ne présente rien d'anormal.

Le testicule du côté opposé paraît sain. Toucher rectal : négatif.

Aux poumons, le sommet gauche paraît douteux.

Le 13 février 1907. — Intervention : on commence par faire la cure radicale de la hernie. Après, par la même incision, en suivant le canal déférent, on arrive dans la région vésiculaire. La recherche de la vésicule est laborieuse. L'uretère n'est reconnu qu'après l'ablation de la vésicule et dans une situation qui n'est pas celle donnée par les classiques ; il se trouve beaucoup plus en dehors et en avant du plan occupé par le canal déférent.

On referme plan par plan, en laissant deux drains dans la profondeur de la plaie, par la partie inférieure de l'incision.

Le deuxième jour après l'intervention, le malade atteint

40°2, le soir. Le lendemain, elle tombe à 39°3 ; puis, elle baisse régulièrement .

20 février. — Légère hémoptysie.

26 mars. — Le malade paraît guéri, mais porteur d'une petite fistule.

Le malade rentre le 10 avril, parce que son testicule droit est devenu subitement douloureux. Au bout de quelques jours, tout rentre dans l'ordre, et le malade quitte l'hôpital le 20 avril.

L'examen histologique, pratiqué par M. Paviot, ne permet de reconnaître aucun élément caractéristique de l'épididyme ou du testicule. On ne voit colorables que des cellules fusiformes ou épithélioïdes et, interposées, des bandes caséeuses mais pas de formations nodulaires et surtout pas de cellules géantes.

Le malade rentre à l'hôpital le 12 août. Il a été opéré deux mois auparavant d'un abcès prostatique. Les urines coulent au moment de la miction, partie par la fistule périnéale, partie par la verge.

La plaie abdominale est complétement fermée.

Au bout de quelques jours, le malade quitte l'hôpital.

OBSERVATION IV

F... E., 20 ans, entre salle Saint-Philippe, dans le service de M. le professeur Poncet, suppléé par M. Villard, le 15 mars 1908, pour une orchite-épididymite tuberculeuse gauche.

Antécédents. — Rien de particulier à noter dans les antécédents héréditaires.

Le malade s'enrhume assez facilement les hivers. L'état général est cependant excellent.

L'affection actuelle a débuté, il y a un an environ, par des douleurs sourdes dans le testicule gauche ; puis, au bout d'une huitaine de jours, le testicule est devenu subitement gros et douloureux. Peu à peu, ces phénomènes se sont amendés, les bourses ont repris peu à peu leur volume normal, mais le testicule gauche est resté gros et douloureux à la pression.

Il y a environ un mois, les douleurs ont reparu, spontanées ; le testicule a, de nouveau, augmenté un peu de volume. Le malade entre à l'hôpital.

A l'examen : on constate une orchi-épididymite tuberculeuse du côté gauche. Le testicule est peu augmenté de volume. L'épididyme est gros, bosselé, induré et coiffe le testicule. A la partie postérieure de l'organe, on sent une petite masse, douloureuse, fluctuante et chaude. La vaginale semble épaissie.

Le cordon est induré jusqu'au niveau de l'orifice superficiel du canal inguinal.

Au toucher rectal, la vésicule gauche est bosselée, douloureuse. On ne sent rien à la vésicule du côté opposé. La prostate paraît saine .

Le 16 mars 1908. — Intervention : incision inguino-abdominale. On fait une castration unilatérale avec ablation du déférent et de la vésicule du côté correspondant.

Au cours de l'opération, il se fait une petite déchirure du péritoine, au niveau du détroit supérieur. Cette déchirure est immédiatement fermée avec deux points au catgut, et l'opération est continuée sans incident.

Drainage à la partie inférieure de la plaie.

Le soir, température 39°5.

Le 17 : 38°, 39°8.

Le 18 : 38°5, le matin. L'état général est grave, le malade souffre beaucoup ; dyspnée marquée.

On défait le pansement. La paroi abdominale, à sa partie inférieure, du côté gauche, est le siège d'un œdème considérable, remontant jusque vers l'hypocondre gauche. Les plans superficiels sont jaune verdâtre. Larges incisions de la paroi, il s'écoule du pus, mélangé de quelques gaz en petite quantité, et surtout, ces incisions donnent issue à une grosse quantité de liquide louche et sanieux. Le soir, la température atteint 40°5, et le malade meurt dans la nuit, sans présenter de signes péritonéaux nets.

Cette mort ne peut être mise sur le compte de la méthode. Il s'agit là d'une infection suraiguë, très septique.

Nous avons recherché l'origine d'une infection aussi grave et nous pensons l'avoir trouvée dans ce fait que, quelques jours auparavant, était entré, dans le service, un homme atteint d'un phlegmon diffus de l'avant-bras et d'une arthrite suppurée de l'épaule. Les accidents avaient, deux jours auparavant, conduit à une arthrotomie, suivie de résection de l'articulation scapulo-humérale, et, bien que l'intervention ait été pratiquée avec des gants de caoutchouc, les nécessités d'une exploration minutieuse, qui avait précédé l'ouverture de l'article, avait obligé à un contact court, il est vrai, avec le doigt nu. Nous n'avons pu trouver d'autre explication à cet accident.

OBSERVATION V

T... J., 39 ans, cultivateur, entre à l'hôpital le 7 janvier 1909, pour une tuberculose génitale.

Il n'a jamais eu de maladie antérieure, nie toute spécificité. Cependant, l'hiver, il s'enrhume facilement. Il est marié et a un enfant bien portant.

Le début de l'affection actuelle semble remonter à trois ans. Le malade commença à souffrir au niveau du testicule gauche. Cette douleur était intermittente et se produisait sous forme d'irradiations pénibles. Le malade n'eut aucun écoulement par le méat, aucun phénomène urinaire. Devant la persistance des douleurs, il consulta un médecin qui appliqua un emplâtre de Vigo. A ce moment, il n'y avait, dit le malade, aucune tuméfaction apparente au niveau de la région des bourses. Lorsque l'emplâtre fut enlevé, il se forma une petite fistule à la partie antérieure des bourses et qui donnait un suintement purulent. Depuis, cette fistule est restée ouverte et suinte de temps à autre.

Depuis six mois, la fistule donne plus abondamment, le testicule est douloureux et une petite grosseur s'est développée à côté du testicule gauche.

Actuellement, à la partie supérieure des bourses, on sent une grosseur multilobée, développée aux dépens de l'épididyme. Cette grosseur va en s'atténuant à mesure qu'on se rapproche du déférent, qui est induré dans la portion initiale de son parcours.

Au niveau de la fistule, on sent une induration profonde.

Le déférent, dans sa portion funiculaire, est induré et augmenté de volume. Pas de ganglions inguinaux. Au toucher, la vésicule gauche est gonflée, dure et bosselée.

Aux poumons, quelques signes discrets de bacillose au sommet droit.

12 janvier. — Intervention : M. Villard pratique une vaso-vésiculectomie.

La dissection du déférent est difficile au sommet où le canal atteint la face postérieure de la vessie, cependant on arrive à l'isoler et à disséquer la vésicule et le tractus génital de ce côté est enlevé d'un seul bloc.

Fermeture de la paroi suivant le procédé habituel.

L'examen de la pièce montre, au niveau de l'épididyme, des lésions caséeuses assez avancées. Par contre, le testicule paraît sain. Le cordon est induré dans sa portion initiale et la vésicule ne présente pas de lésions de début.

20 janvier. — On enlève les fils des sutures.

3 février. — Le malade quitte l'hôpital avec un excellent état général et local. Il garde, à la partie toute inférieure de sa plaie, une très petite fistulette; mais il se refuse à rester plus longtemps à l'hôpital.

OBSERVATION VI

J.-M. B..., 23 ans. Entre le 11 février 1909, dans le service de M. Villard, pour une tuméfaction développée au niveau des bourses, à droite, depuis quinze jours environ.

Antécédents. — On ne relève ni blennorrhagie, ni trace

de spécificité. Pleurésie double il y a un an. Il y a trois semaines, apparurent deux tuméfactions rougeâtres, l'une au niveau du coude, l'autre au niveau du genou, du même côté (droit). Ces tuméfactions s'ulcérèrent bientôt et donnèrent naissance à du pus très grumeleux. Ces temps derniers, le malade s'est mis à tousser et à maigrir notablement.

Il y a quinze jours, sans qu'il ait remarqué que son testicule fût un peu gros, il sentit la partie droite douloureuse et avec quelques frissons, température. Le tout accompagné de douleurs lancinantes : en quelques jours, le scrotum grossit. Pas d'écoulement de fausse blennorrhagie par le canal : les derniers jours, le malade se sent fiévreux, sans appétit, incapable de faire un travail et arrive à l'Hôtel-Dieu.

On constate, à l'examen somatique, la présence des deux gommes signalées au coude et au genou droits.

Au niveau des bourses, on sent le scrotum distendu à droite par le testicule augmenté de volume et plus chaud que du côté opposé.

Il existe un épanchement dans la vaginale, qui offre une fluctuation manifeste. Le testicule est gros, on sent l'épididyme énorme et douloureux. Le déférent est suivi à la palpation dans le canal inguinal, où on le découvre, grossi et douloureux à son tour

Au toucher, on sent la vésicule droite, très grosse, dure et extrêmement douloureuse. La vésicule gauche n'est pas sentie.

Enfin, le malade se plaignant de son pied droit, on n'y découvre rien d'anormal, pas de limitation des mouvements. On remarque que la douleur du pied, les deux gommes et les lésions du tractus séminal siègent toutes du même côté. Le thorax est un peu asymétrique. Aux poumons, matité au sommet des deux côtés, avec prédilection à gauche. Vibrations augmentées des deux côtés.

En arrière, respiration très rude, avec quelques râles peu nombreux, localisés à la fosse sous-épineuse. Rien en avant.

Le foie n'est pas gros.

Température. — Hier soir, 38°9, le matin, 38°4.

Intervention le 18 février 1909 (comme précédemment).

A l'examen des pièces, on voit une vésicule très grosse, bosselée, dont, à la pression, on fait sourdre du pus grumeleux. Le canal déférent ne présente des renflements qu'à ses deux extrémités vésiculaire et épididymaire. Ces renflements, de même que les bosselures de la vésicule, laissent au toucher l'impression classique de vésicules « injectées au suif ».

L'épididyme, extérieurement, présente, lui aussi, des nodosités ; très gros, il a la forme d'un casque coiffant en partie les testicules : à la coupe, il apparaît garni de tubercules de masses crues, d'un blanc jaunâtre opaque ; on ne trouve ni cavernes, ni liquéfaction de la matière caséeuse.

Le testicule est de volume normal, lisse, mais présente à la coupe un semis de grosses granulations, qui sont de plus en plus nombreuses, à mesure que l'on s'approche de la région épididymaire. Par endroits, les granulations sont même agglomérées, mais on ne trouve pas de noyaux caséeux plus ou moins volumineux et, par conséquent, pas de ramollissement ni d'abcès froid.

CHAPITRE VI

CONCLUSIONS

I. — Les procédés opératoires s'adressant aux voies spermatiques profondes peuvent se diviser en deux grands groupes : méthode haute, imaginée par Villeneuve : inguino-abdominale ou sus-pubienne, et méthode basse : périnéale, prérectale ou latérorectale.

II. — Parmi les méthodes périnéales, une seule nous semble devoir être conservée : c'est la méthode prérectale, dont la technique a été bien réglée par Baudet et Kendirdjy. Elle présente de sérieux inconvénients : hémorragies, délabrements, profondeur du champ opératoire, et nécessité de faire deux incisions : périnéale et abdominale.

III. — Les méthodes hautes nous semblent préférables, en raison de l'accès facile sur la région vésiculaire, du peu d'hémorragie et du peu de délabrement.

La technique suivie dans six interventions, par M. Villard, utilisant une incision inguino-abdominale, la position de Trendelenburg, et un très large décollement péritonéal, nous paraît devoir être employée de préférence.

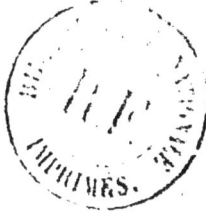

BIBLIOGRAPHIE

BAUDET et KENDIRDIY. — *Gaz. Hôp.*, 1898.

BAUDET. — *Journal de méd. de Bordeaux*, 1900.

BAUDET et DUVAL. — *Rev. Chir.*, 1904.

BAUDET et KENDIRDIY. — *Rev. Chir.*, 1906.

GUELLIOT. — *Presse méd.*, 1893.

PLATON. — Traitement de la tuberculose testiculaire, thèse de Montpellier, 1898.

PRAT-DUMAS. — Thèse de Paris, 1898.

ROUX. — Congrès chir., 1891.

RECLUS. — Clinique chirurgicale de l'Hôtel-Dieu, 1888.

REYL. — Thèse de Paris, 1900.

Soc. Chir., Paris, 1900.

VILLENEUVE. — Assoc. fr. pour l'avancement des sciences, Marseille, 1891.

WEIR. — *Medical Record*, 1894.

VILLARD. — Thèse de Lyon, 1894.

ULLMANN. — *Centralblatt für Chir.*, 1890.

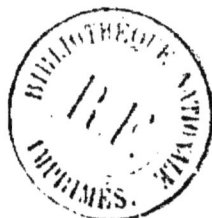

17626 — Imp. Reunies - Lyon

73

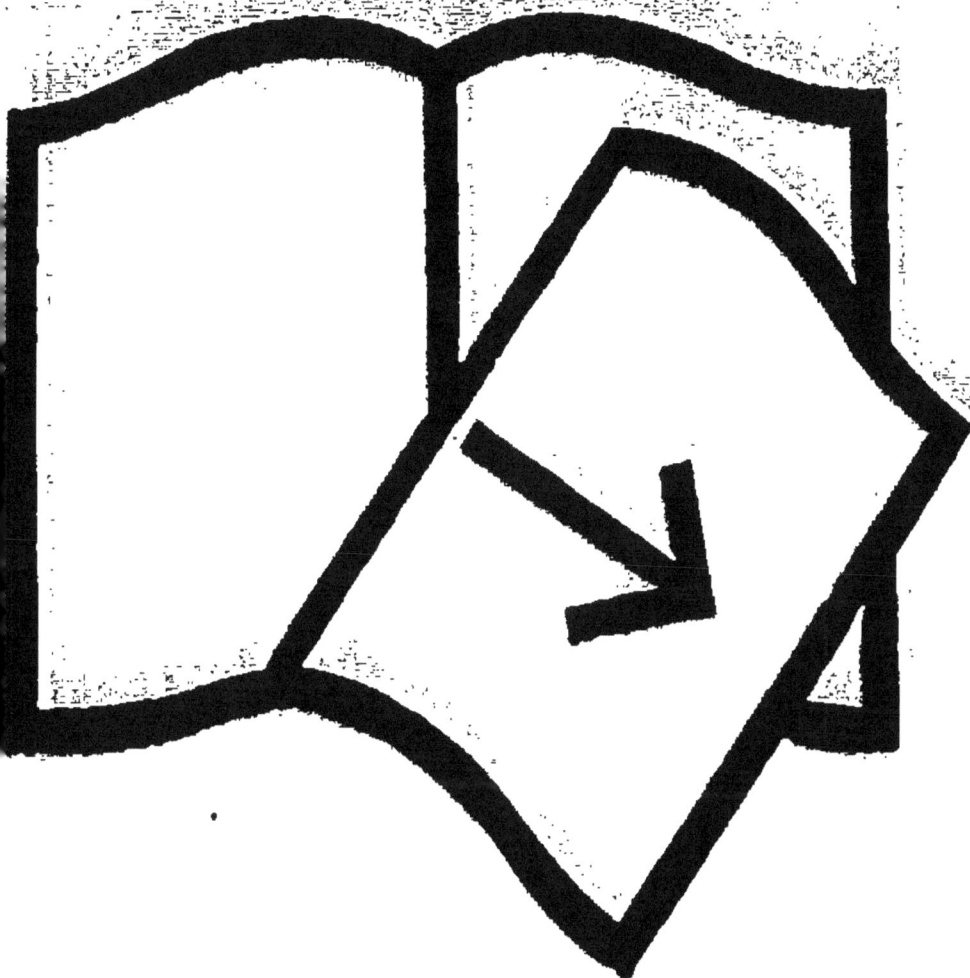

Documents manquants (pages, cahiers...)
NF Z 43-120-13

www.ingramcontent.com/pod-product-compliance
Lightning Source LLC
Chambersburg PA
CBHW050534210326
41520CB00012B/2565